I KPIs del Clinic Manager nella Clinica Odontoiatrica

I0407634

I KPIS DEL CLINIC MANAGER NELLA CLINICA ODONTOIATRICA

HEALTHPUBLISHING – CAGLIARI

I KPIs del Clinic Manager nella Clinica Odontoiatrica

Titolo originale: I KPIs del Clinic Manager nella Clinica Odontoiatrica

© 2023 HealthPublishing.

www.Healthpublishing.com

Direttore responsabile: Annarita Orrù
Iva assolta dall'editore.

ISBN: 9798857002513

"Ciò che non si può misurare, non si può migliorare."

Peter Drucker

INDICE-SOMMARIO

Presentazione

Prefazione

Introduzione

Capitolo 1: *Introduzione ai KPI nella Gestione della Clinica Odontoiatrica*

- *Che cosa sono i KPI e perché sono importanti*
- *I KPI nel settore odontoiatrico: una panoramica*
- *Il ruolo del Clinic Manager nella gestione dei KPI*

Capitolo 2: *Calcolare il Fatturato Medio per Paziente*

- *Definizione e formula del Fatturato Medio per Paziente*
- *Esempi pratici e calcolo del Fatturato Medio per Paziente*
- *L'importanza del Fatturato Medio per Paziente nella strategia finanziaria della clinica*

Capitolo 3: *La Conversione del Preventivo*

- *Il preventivo nel contesto clinico: definizione e processo*

- *Calcolo e interpretazione del tasso di conversione del preventivo*

- *Migliorare il tasso di conversione: strategie e tecniche*

Capitolo 4: *Calcolare l'Incasso per seduta (Ticket Medio)*

- *Cos'è l'Incasso per seduta (o Ticket Medio) e come si calcola*

- *Esempi e scenari pratici di calcolo dell'Incasso per seduta o Ticket Medio*

- *Utilizzare l'Incasso per seduta (Ticket Medio) per migliorare l'efficienza della clinica*

Capitolo 5: *Gestione dei Nuovi Pazienti*

- *L'importanza dei nuovi pazienti per la crescita della clinica*

- *Monitoraggio del numero di nuovi pazienti: strategie e tecniche*

- *Fidelizzare i nuovi pazienti: best practice*

Capitolo 6: *Il Tasso di Ritenzione dei Pazienti*

- *Ritenzione dei pazienti: definizione e calcolo*

- *L'importanza del tasso di ritenzione dei pazienti nella gestione della clinica*

- *Strategie per migliorare la ritenzione dei pazienti*

Capitolo 7: *Ridurre il Tempo Medio di Attesa*

- *Tempo di attesa: definizione e impatto sull'esperienza del paziente*

- *Calcolo e interpretazione del Tempo Medio di Attesa*

- *Riduzione del Tempo Medio di Attesa: strategie efficaci*

Capitolo 8: *Analisi dei Processi Aziendali nella Clinica Dentale*

- *Panoramica dei processi aziendali in una clinica odontoiatrica*

- *KPI per l'analisi dei processi: definizioni e formule*

- *Ottimizzare i processi aziendali attraverso l'analisi dei KPI*

Capitolo 9: *Formule KPI Utilizzate da DentalPro*

- *Introduzione a DentalPro: una azienda leader nel settore odontoiatrico*

- *Analisi dettagliata delle formule KPI utilizzate da DentalPro*

- *Come applicare le formule KPI di DentalPro alla tua clinica*

Capitolo 10: *Conclusioni e Applicazioni Pratiche dei KPI nella Gestione della Clinica Dentale*

- *Riassunto dei concetti chiave e dei KPI discussi nel libro*

- *Applicare i KPI nella pratica: consigli e strategie*

- *Prospettive future per la gestione dei KPI nella clinica odontoiatrica*

PRESENTAZIONE

Il settore odontoiatrico, come tutti i settori sanitari, sta attraversando un'era di cambiamenti rapidi e radicali. Le nuove tecnologie, i cambiamenti nelle aspettative dei pazienti e le sfide del mercato stanno tutti contribuendo a formare un nuovo panorama in cui l'efficienza, la qualità e la personalizzazione del servizio sono di fondamentale importanza. In questo contesto, è vitale per ogni clinica odontoiatrica dotarsi degli strumenti necessari per navigare in queste acque tumultuose e raggiungere il successo.

Uno di questi strumenti sono i Key Performance Indicators (KPI), indicatore chiave di prestazione. L'utilizzo di KPI consente ai professionisti dell'odontoiatria di monitorare, valutare e migliorare la performance delle loro cliniche, fornendo dati concreti e oggettivi per supportare decisioni strategiche e operative.

Questo libro rappresenta una guida completa per capire e utilizzare efficacemente i KPI nel contesto dell'odontoiatria. Inizieremo con una panoramica dei concetti fondamentali dei KPI, proseguiremo con una disamina dettagliata di come le principali catene odontoiatriche utilizzano i KPI per migliorare le loro performance, e termineremo con consigli pratici e strategie su come applicare queste conoscenze alla tua clinica.

In ciascuno dei dieci capitoli di questo libro, avrai l'opportunità di approfondire i vari aspetti dei KPI, con esempi reali, casi studio e spiegazioni passo-passo che ti permetteranno di comprendere realmente come questi strumenti possono migliorare le prestazioni della tua clinica.

Questo libro non è solo per i dentisti, ma per chiunque sia coinvolto nella gestione di una clinica odontoiatrica, dal proprietario al manager, dall'odontoiatra al personale amministrativo. La nostra speranza è che, leggendo questo libro, troverai le risorse e l'ispirazione necessarie per migliorare le prestazioni della tua clinica e per offrire ai tuoi pazienti un servizio di qualità superiore.

Ti invitiamo a intraprendere questo viaggio alla scoperta dei KPI nell'odontoiatrica con un'apertura di mente e la volontà di imparare. Le conoscenze e le competenze che acquisirai ti serviranno non solo oggi, ma anche nel futuro dell'odontoiatria che sta rapidamente prendendo forma.

Benvenuto nel mondo dei KPI in odontoiatria. Ti auguriamo una lettura proficua e stimolante!

PREFAZIONE

In un'epoca di rapida evoluzione tecnologica e di crescente competitività, la gestione di una clinica odontoiatrica rappresenta una sfida che va oltre la semplice competenza professionale. Oggi più che mai, i professionisti del settore devono dotarsi di strumenti manageriali per monitorare le prestazioni delle loro strutture e guidarle verso il successo. E' in questo contesto che i Key Performance Indicators (KPI) svolgono un ruolo fondamentale.

Ho scritto questo libro con l'obiettivo di fornire ai lettori una guida completa all'utilizzo dei KPI nel settore odontoiatrico. L'idea mi è venuta dopo aver constatato, nel mio lavoro quotidiano, quanto la comprensione e l'applicazione dei KPI possano fare la differenza nel successo di una clinica.

Questo libro non si limita a spiegare cosa sono i KPI e come si calcolano. Al suo interno troverete un'analisi dettagliata di come le principali catene odontoiatriche utilizzano i KPI per migliorare le loro performance, nonché consigli pratici e strategie per applicare questi stessi principi alla vostra clinica.

Inoltre, il libro dedica ampio spazio alla disamina dei vari ruoli manageriali all'interno dell'organigramma delle grandi catene odontoiatriche e di come ciascuno di questi utilizzi i KPI per il raggiungimento degli obiettivi prefissati.

Ho cercato di rendere la lettura il più accessibile e coinvolgente possibile, utilizzando un linguaggio chiaro e non troppo formale, integrando esempi pratici e illustrativi. Il mio obiettivo è quello di offrire una risorsa utile sia per i professionisti del settore che per coloro che stanno appena iniziando il loro percorso nel campo dell'odontoiatria.

Spero che, attraverso la lettura di questo libro, vi sentiate più preparati e motivati ad affrontare le sfide che la gestione di una clinica odontoiatrica comporta. E che i KPI diventino per voi non semplici strumenti di misurazione, ma veri e propri alleati nella costruzione di un futuro di successo per la vostra clinica.

Buona lettura a tutti!

INTRODUZIONE

In un'era in cui la tecnologia, l'innovazione e le aspettative dei pazienti stanno cambiando il volto dell'odontoiatria, la necessità di navigare in questo dinamico panorama richiede più che mai una guida affidabile. Questo libro è pensato per essere quella guida. Sia che tu sia un neofita che cerca di capire i meccanismi di base della gestione di una clinica odontoiatrica, sia che tu sia un veterano del settore in cerca di strumenti per ottimizzare la performance della tua clinica, troverai qui le risorse di cui hai bisogno.

Questo libro è dedicato all'esplorazione dei Key Performance Indicators (KPI), gli indicatori chiave di performance, nel contesto dell'odontoiatria. I KPI non sono solo numeri su un foglio di calcolo, ma vere e proprie busssole che ti aiuteranno a navigare nel vasto oceano della gestione clinica. Essi rappresentano il cuore pulsante di ogni attività, permettendoti di monitorare e valutare l'efficacia delle tue strategie, di identificare le aree di forza e di debolezza, e di prendere decisioni informate e basate su dati.

Suddiviso in dieci capitoli dettagliati e informativi, questo libro ti guiderà attraverso ogni aspetto dei KPI nell'odontoiatria, partendo dai concetti fondamentali fino alle strategie di applicazione più avanzate. Esplorerai i vari tipi di KPI, dal fatturato medio per paziente al tasso di ritenzione dei pazienti, e capirai come queste misure possono dare un contributo significativo al successo della tua clinica.

Non solo, ti porteremo dietro le quinte delle più importanti catene di cliniche dentali, analizzando come queste utilizzano i KPI per migliorare le loro prestazioni e raggiungere gli obiettivi. Questo ti permetterà di avere una visione più ampia e di comprendere come puoi applicare le stesse strategie nella tua clinica.

Inoltre, discuteremo delle prospettive future dei KPI nel settore odontoiatrico, affrontando temi come l'importanza dell'Intelligenza Artificiale, l'integrazione dei KPI e l'attenzione crescente verso la sostenibilità.

In poche parole, questo libro rappresenta una mappa, una bussola e uno strumento prezioso per aiutarti a navigare con successo nel mondo sempre più complesso dell'odontoiatria. Non importa dove ti trovi nel tuo percorso, queste pagine ti forniranno le risorse necessarie per andare avanti con sicurezza, competenza e successo. Buona lettura!

CAPITOLO 1: INTRODUZIONE AI KPI NELLA GESTIONE DELLA CLINICA DENTALE

1.1: Che cosa sono i KPI e perché sono importanti

Ti sei mai chiesto come si può valutare il successo di una clinica dentale? O come monitorare le sue prestazioni in modo oggettivo? La risposta a queste domande risiede negli Indicatori Chiave di Prestazione, noti anche come Key Performance Indicators o KPI.

I KPI, in termini molto semplici, sono degli indicatori quantificabili impiegati per valutare la capacità di un'organizzazione nel raggiungere i suoi obiettivi principali. Potresti pensare a un KPI come una sorta di bussola: ti aiuta a orientarti nel complesso mondo della gestione di una clinica dentale, fornendo dati importanti per comprendere se stai avanzando nella direzione voluta.

Prendiamo come esempio un KPI pratico: il "tasso di ritenzione dei pazienti". Se vedi che questo tasso sta diminuendo, potrebbe essere un segnale che i tuoi pazienti non sono del tutto soddisfatti dei servizi offerti e potrebbero optare per altri dentisti. È una preziosa informazione che ti permette di investigare il problema e implementare i necessari cambiamenti.

Ma perché i KPI sono fondamentali, soprattutto nel settore odontoiatrico? Viviamo in un'era in cui i dati sono essenziali per prendere decisioni aziendali. In questo contesto, i KPI non sono un'eccezione. Offrono una chiara rappresentazione del progresso e della direzione dell'organizzazione, fungendo da guida nell'analisi della performance rispetto agli obiettivi prefissati.

Il settore odontoiatrico è complesso e influenzato da molteplici fattori. Proprio per questo, i KPI si rivelano particolarmente preziosi. Forniscono una via sicura e affidabile per monitorare e valutare l'efficacia delle diverse strategie implementate.

Una delle ragioni che rende i KPI così importanti è il loro potere di offrire una visione oggettiva delle performance. In un settore come l'odontoiatria, in cui i risultati possono essere influenzati da numerosi fattori, i KPI rappresentano un percorso sicuro per monitorare e valutare l'efficacia delle varie strategie messe in atto.

Un esempio fuori dal mondo dentale potrebbe chiarire ulteriormente il concetto: immagina un alpinista che voglia raggiungere la cima di una montagna. Per valutare il suo progresso, potrebbe utilizzare vari KPI, come l'altitudine raggiunta, il tempo impiegato o le calorie consumate. Nello stesso modo, un manager di una clinica dentale utilizza i KPI per monitorare e migliorare le performance dell'organizzazione, garantendo che sia sempre sulla strada giusta verso il successo.

1.2   I Kpi Nel Settore Odontoiatrico: Una Panoramica

Hai mai riflettuto su come valutare la performance della tua clinica odontoiatrica? Se la risposta è sì, avrai sicuramente incontrato il concetto di Key Performance Indicators, o KPI. Questi strumenti quantitativi, nella loro varietà, offrono un panorama ampio e dettagliato sulle prestazioni della tua clinica.

Immagina per un attimo la tua clinica come un'orchestra, dove ogni KPI è uno strumento che contribuisce all'armonia generale. Se un violino, in questo caso un KPI, è fuori tono, rischia di creare discordanza nell'intera sinfonia. Dunque, analizzare e comprendere i KPI è fondamentale per mantenere l'armonia della tua "orchestra".

Nel settore odontoiatrico, esistono numerosi KPI che possono aiutarti in questo. Ad esempio, ci sono KPI legati al fatturato, come il "fatturato medio per paziente", la "conversione del preventivo" e l'"Incasso per seduta" o "Ticket Medio". Questi indicatori ti permettono di avere un quadro chiaro della performance economica della tua clinica.

Non meno importanti sono i KPI relativi alla soddisfazione del paziente, come il "tempo medio di attesa" e il "tasso di ritenzione dei pazienti". Questi ti danno un'indicazione diretta di quanto i tuoi pazienti siano soddisfatti del servizio che offri.

Ma come interpretare questi KPI? Prendiamo ad esempio il "tempo medio di attesa". Se questo indicatore risulta essere troppo alto, potrebbe essere il sintomo di inefficienze nel tuo flusso di lavoro o un sovraffollamento della tua clinica. Questo potrebbe portare a una diminuzione della soddisfazione del paziente, ed è un segnale che dovresti considerare seriamente.

Allo stesso modo, un basso "tasso di conversione del preventivo" potrebbe segnalare la necessità di rivedere le tue strategie di pricing o di comunicazione con il paziente. Questa è un'informazione preziosa che ti permette di intervenire e apportare miglioramenti dove necessario.

In conclusione, i KPI, nella loro varietà e specificità, forniscono una visione ampia e dettagliata delle performance della tua clinica odontoiatrica. Come in un'orchestra, ogni indicatore ha un ruolo fondamentale per il successo generale. Il tuo compito è assicurarti che ciascuno "suoni" nel modo giusto.

1.3   Il Ruolo Del Clinic Manager Nella Gestione Dei Kpi

Iniziamo il Sottocapitolo 1.3 parlando del ruolo cruciale che svolge il Clinic Manager nella gestione dei KPI. Proprio come il capitano di una nave, il Clinic Manager ha la responsabilità di tracciare la rotta, monitorare il progresso e apportare gli aggiustamenti necessari per assicurare che la clinica raggiunga i suoi obiettivi.

Il compito del Clinic Manager è anche quello di selezionare i KPI più pertinenti per le esigenze specifiche della clinica, stabilire target realistici e misurare con precisione i progressi verso questi target. Questo richiede una buona comprensione dei KPI e della loro importanza per l'organizzazione.

Ma non è tutto. Il Clinic Manager deve essere in grado di interpretare i dati raccolti e utilizzarli per guidare le decisioni strategiche. È lui/lei che decide come raccogliere i dati, come interpretarli e come agire in base ai risultati. Per farlo efficacemente, deve avere una solida comprensione dei principi di gestione e una buona dimestichezza con gli strumenti di analisi dei dati.

Un altro aspetto fondamentale del ruolo del Clinic Manager è la comunicazione. Deve essere in grado di comunicare i risultati dei KPI al resto del team, incoraggiando la responsabilizzazione e il coinvolgimento di tutti i membri del personale nel raggiungimento degli obiettivi della clinica. Questa visione chiara della direzione in cui vuole portare la clinica è ciò che rende un Clinic Manager davvero efficace.

Possiamo paragonare il Clinic Manager a un direttore d'orchestra. È lui/lei che si occupa dell'armonia dell'intero spettacolo. Nel contesto della clinica dentale, il Clinic Manager ha il compito di monitorare attentamente i KPI, interpretarne i risultati e guidare il team verso il raggiungimento degli obiettivi.

Ad esempio, se il Clinic Manager notasse un calo nel "Tasso di ritenzione dei pazienti", potrebbe essere il momento di riunire il team e discutere possibili strategie per migliorare l'esperienza del paziente. Oppure, se il "Fatturato medio per paziente" fosse inferiore al previsto, il Clinic Manager potrebbe riconsiderare il mix di trattamenti offerti e lavorare su piani di pagamento più flessibili per i pazienti.

In conclusione, i KPI sono strumenti fondamentali per la gestione efficace di una clinica dentale. Come un direttore d'orchestra che dirige i suoi musicisti per creare una sinfonia armoniosa, un Clinic Manager utilizza i KPI per guidare la sua clinica verso il successo. Ricorda, non importa quanto grande o piccola sia la tua clinica, ciò che conta è la "musica" che riesci a creare con gli strumenti a tua disposizione.

CAPITOLO 2: CALCOLARE IL FATTURATO MEDIO PER PAZIENTE

2.1: Definizione e formula del Fatturato Medio per Paziente

Iniziamo il Capitolo 2 con una domanda importante: che cos'è esattamente il Fatturato Medio per Paziente e come si calcola? Questo è un KPI che misura il valore medio generato da ciascun paziente per la clinica. Per calcolarlo, sommiamo tutte le entrate generate dai pazienti in un determinato periodo di tempo e poi dividiamo questo totale per il numero di pazienti. Il risultato è il fatturato medio per paziente, che rappresenta il totale delle entrate generate da ciascun paziente diviso per il numero totale di pazienti.

La formula per calcolare il Fatturato Medio per Paziente è molto semplice:

Fatturato Medio per Paziente = Entrate Totali / Numero Totale di Pazienti.

Ma perché dovresti preoccuparti di questo particolare KPI? Ti sei mai chiesto quanto un singolo paziente contribuisce al tuo fatturato? O come calcolare l'importo medio che ciascun paziente dovrebbe portare alla tua clinica per raggiungere gli obiettivi di reddito? Il Fatturato Medio per Paziente è l'indicatore che ti aiuta a rispondere a queste domande.

Questo KPI fornisce una misura del valore medio che ogni paziente porta alla clinica, che è estremamente utile per comprendere la redditività della clinica a livello individuale. Ci permette di capire quanto valore, in media, ogni paziente porta alla nostra organizzazione. Questo, a sua volta, può aiutarci a prendere decisioni informate su aspetti come il pricing, la strategia di marketing e il servizio al cliente.

Per capire meglio, potresti immaginare il tuo fatturato come un puzzle, e ogni paziente come un pezzo di quel puzzle. Il Fatturato Medio per Paziente ti aiuta a capire la dimensione di ogni singolo pezzo, o in altre parole, il contributo economico che ciascun paziente apporta al puzzle totale.

Considera, ad esempio, una clinica con un fatturato annuale di 1 milione di euro e 2000 pazienti. In questo caso, il fatturato medio per paziente sarà di 500 euro (1.000.000 / 2000). E se il tuo obiettivo è aumentare il fatturato a 1,2 milioni, potresti considerare l'obiettivo di aumentare il Fatturato Medio per Paziente a 600 euro.

2.2: Esempi Pratici E Calcolo Del Fatturato Medio Per Paziente

Approfondiamo ora la nostra comprensione del Fatturato Medio per Paziente attraverso degli esempi pratici.

Immaginiamo una clinica che ha generato 500.000 euro di entrate da 1000 pazienti. Utilizzando la formula del Fatturato Medio per Paziente, dividendo 500.000 per 1000, otteniamo un fatturato medio per paziente di 500 euro. Ciò significa che, in media, ogni paziente ha generato 500 euro di entrate per la clinica.

Prendiamo un altro esempio, quello di una clinica dentale che ha totalizzato €500.000 di entrate nell'ultimo anno, avendo in totale 2.000 pazienti. Facendo i calcoli, risulta che il Fatturato Medio per Paziente per questa clinica è di €250. Quindi, ogni paziente ha prodotto, in media, €250 di entrate per la clinica nell'ultimo anno.

Per renderlo ancora più chiaro, pensa a un giardino. Per far crescere un fiore rigoglioso, devi assicurarti che riceva la giusta quantità di acqua, luce e nutrimento.

Allo stesso modo, per aumentare il tuo Fatturato Medio per Paziente, devi concentrarti su diversi aspetti. Potresti, ad esempio, offrire una gamma più ampia di servizi o trattamenti, specialmente quelli a valore aggiunto, come l'odontoiatria cosmetica. Questo può essere paragonato a incrementare la quantità di "nutrimento" che ciascun paziente può offrire al tuo "giardino". Inoltre, potresti lavorare sulla qualità del servizio per "illuminare" il tuo giardino. Un servizio di alta qualità può rendere i tuoi pazienti più felici e disposti a spendere di più. Infine, concentrati su strategie di fidelizzazione del cliente per assicurarti che i tuoi "fiori" continuino a fiorire nel tuo giardino.

Dopo aver compreso l'importanza del Fatturato Medio per Paziente, la domanda successiva che potresti farti è: "Come posso ottimizzare questo KPI?" La risposta si trova in una combinazione di strategie orientate alla qualità del servizio, alla strategia dei prezzi e alla fidelizzazione del cliente.

2.3: L'importanza Del Fatturato Medio Per Paziente Nella Strategia Finanziaria Della Clinica

Approfondiamo ora l'importanza del Fatturato Medio per Paziente nella strategia finanziaria della clinica, nel Sottocapitolo 2.3.

Il Fatturato Medio per Paziente è fondamentale perché ci dà una misura del valore che ogni paziente porta alla clinica. Questo KPI svolge un ruolo centrale nella strategia finanziaria di qualsiasi clinica. Offre una visione chiara del valore che ciascun paziente contribuisce, permettendo di valutare se la strategia di prezzo corrente è efficace, o se ci sono opportunità per aumentare le entrate. Inoltre, può essere utilizzato come benchmark per confrontare la performance della tua clinica con quella dei concorrenti o con standard di settore.

Un fatturato medio per paziente elevato potrebbe indicare che la clinica offre servizi di alto valore o che è efficace nel convincere i pazienti a scegliere trattamenti più costosi. D'altra parte, un fatturato medio per paziente basso può suggerire che si stanno attrando pazienti che spendono poco, o che la clinica non è efficace nel promuovere i propri servizi. Se il Fatturato Medio per Paziente è significativamente più basso rispetto alla media del settore, potrebbe essere necessario rivedere le strategie di pricing o di servizio al cliente.

In quanto Clinic Manager, hai un ruolo fondamentale nell'ottimizzazione del Fatturato Medio per Paziente. Come un giardiniere si prende cura delle sue piante, tu devi coordinare e supervisionare le diverse strategie per far crescere questo KPI. Potresti dover lavorare a stretto contatto con il team odontoiatrico per capire quali nuovi servizi o trattamenti potrebbero essere offerti. Potresti anche dover collaborare con il personale di front office per migliorare la qualità del servizio. E non dimenticare di sviluppare strategie di fidelizzazione del cliente, come programmi di riferimento o sconti per clienti abituali.

Ricorda, ogni paziente è un prezioso pezzo del puzzle del tuo fatturato. Come Clinic Manager, è tua responsabilità assicurarti che ogni pezzo sia il più grande possibile. Se riesci a fare questo efficacemente, non solo vedrai un puzzle completato, ma un'opera d'arte.

CAPITOLO 3: LA CONVERSIONE DEL PREVENTIVO

3.1 Il preventivo nel contesto clinico: definizione e processo

Ma cosa intendiamo con "preventivo" nel contesto clinico? Il preventivo è un documento che fornisce una stima dei costi di un trattamento odontoiatrico proposto. In pratica, dettaglia il costo stimato dei trattamenti o dei servizi che la clinica propone a un paziente. È un elemento chiave nel processo di vendita di qualsiasi clinica, spesso il primo punto di contatto tra il paziente e la clinica riguardo al costo del trattamento proposto.

Il processo di preventivo inizia solitamente con un esame iniziale o una consulenza, durante la quale il dentista valuta le condizioni del paziente e propone un piano di trattamento. Successivamente, questo piano viene tradotto in un preventivo, che dettaglia i costi dei vari elementi del trattamento.

Veniamo quindi alla definizione del tasso di conversione del preventivo: è il numero di preventivi accettati diviso per il numero totale di preventivi proposti. Esempio pratico: se una clinica emette 100 preventivi e 60 di questi vengono accettati, il tasso di conversione del preventivo è del 60%.

Perché è così importante il tasso di conversione del preventivo? È un indicatore fondamentale per capire quanto sia efficace la comunicazione con i pazienti. Se il tasso è basso, potrebbe indicare che stai proponendo troppo o troppo poco, o che il paziente non comprende pienamente i benefici del trattamento proposto. Questo valore può anche segnalare la necessità di rivedere le strategie di prezzo o le modalità di presentazione del preventivo.

Come Clinic Manager, ti sei mai chiesto quante opportunità di vendita vanno perse? Misurare il tasso di Conversione del Preventivo ti offre un quadro chiaro di quante di queste opportunità vengono effettivamente convertite in affari. Ogni preventivo che emetti è come gettare la rete in mare. Il tasso di Conversione del Preventivo ti indica quante volte riesci a catturare un pesce per ogni rete che lanci. Se lanci la rete 100 volte e catturi 20 pesci, il tuo tasso di conversione del preventivo è del 20%.

Inquadriamo ora il tuo ruolo come Clinic Manager. Non sei solo un amministratore. Devi pensare a te stesso come a un leader, un mentore, un consulente. Guidi la tua squadra verso l'eccellenza nel servizio, imposti lo standard per l'interazione con il paziente, e stabilisci le aspettative per una comunicazione efficace e compassionevole.

Quando parliamo di conversione del preventivo, non ci riferiamo solo a convincere qualcuno a comprare un servizio. Stiamo parlando di far capire al paziente come quel servizio può migliorare la sua vita. Ad esempio, non stai vendendo solo una pulizia dei denti, stai vendendo il senso di sicurezza che viene con il mantenimento di una buona salute orale.

Infine, è fondamentale mantenere aggiornate le tue competenze commerciali attraverso la formazione continua. Partecipa a seminari e workshop sulle ultime tecniche di vendita e comunicazione nel settore sanitario. Questo impegno può avere un impatto significativo sulla conversione del preventivo. Ricorda, la tua abilità nel comunicare il valore che la tua clinica può portare nella vita dei tuoi pazienti è riflessa nei numeri della conversione del preventivo.

3.2 Calcolo E Interpretazione Del Tasso Di Conversione Del Preventivo

Ma cosa intendiamo esattamente quando parliamo di "tasso di conversione del preventivo"? Questo termine si riferisce al numero di preventivi accettati diviso per il numero totale di preventivi proposti.

La formula esatta per calcolare il tasso di conversione del preventivo è la seguente:

Tasso di Conversione del Preventivo = (Numero di Preventivi Convertiti / Numero Totale di Preventivi) x 100

Per esempio, se una clinica ha proposto 200 preventivi e 50 di questi vengono accettati, il tasso di conversione del preventivo è del 25%. Questo significa che, per ogni 4 preventivi proposti, 1 è stato accettato.

L'importanza del tasso di conversione del preventivo sta nel fatto che è un indicatore chiave di performance (KPI) per qualsiasi clinica. Osservando questo KPI, il Clinic Manager può capire quanto sia efficace la comunicazione con i pazienti, quanto sia convincente la presentazione del trattamento e, in caso di un tasso di conversione basso, dove potrebbe essere necessario apportare dei miglioramenti.

Prendiamo un esempio pratico: se una clinica emette 100 preventivi e 60 di questi vengono accettati, il tasso di conversione del preventivo è del 60%. Un tasso del genere indica che la clinica è molto efficace nel proporre i preventivi in modo convincente. D'altra parte, se la clinica emettesse 100 preventivi ma ne venissero accettati solo 20, il tasso di conversione del preventivo sarebbe del 20%, segnalando l'opportunità di migliorare le tecniche di vendita e le relazioni con i pazienti.

Ma come si fa a migliorare il tasso di conversione del preventivo? Torniamo all'analogia del pescatore. Un pescatore potrebbe migliorare le sue possibilità di cattura attraverso una miglior tecnica di lancio, la scelta di un luogo migliore per pescare o l'utilizzo di un'esca più efficace. Allo stesso modo, un Clinic Manager potrebbe lavorare su vari aspetti per incrementare il tasso di conversione del preventivo, come per esempio le tecniche di vendita e negoziazione, la proposta di servizi o trattamenti più attraenti, o migliorare l'esperienza del paziente all'interno della clinica.

3.3 Migliorare Il Tasso Di Conversione: Strategie E Tecniche

Cominciamo con una domanda: come possiamo migliorare il tasso di conversione del preventivo in una clinica dentale? È una sfida che richiede molte competenze, ma con le strategie e tecniche giuste, possiamo fare un grande salto avanti. Per iniziare, dobbiamo avere una profonda comprensione dei bisogni e delle aspettative dei nostri pazienti. Una volta che abbiamo capito cosa desiderano, possiamo personalizzare i nostri preventivi in modo da renderli più attraenti per loro.

Un elemento cruciale in questa missione è la comunicazione. Non solo dobbiamo essere bravi a comunicare il valore dei nostri trattamenti, ma dobbiamo anche eccellere nella gestione delle obiezioni. Questo richiede un personale della clinica adeguatamente formato sulle tecniche di vendita. Devono essere in grado di presentare il preventivo in modo convincente, spiegando chiaramente i benefici del trattamento proposto e rispondendo a eventuali dubbi o preoccupazioni del paziente. Il Clinic Manager, in particolare, deve essere in grado di spiegare chiaramente e convincentemente i benefici del trattamento proposto.

Non dimentichiamoci dell'importanza del servizio al cliente. I pazienti devono sentirsi ascoltati, rispettati e valorizzati. Devono percepire che la clinica si preoccupa sinceramente del loro benessere e che è disposta a fare tutto il possibile per aiutarli a raggiungere i loro obiettivi di salute dentale.

Ma cosa succede se il costo del trattamento è un ostacolo? Qui entra in gioco l'importanza di offrire opzioni di pagamento flessibili o piani di finanziamento. Molti pazienti rinunciano ai trattamenti a causa dei costi. Tuttavia, offrendo opzioni di pagamento flessibili, possiamo rendere i trattamenti più accessibili, aumentando così la probabilità che i pazienti accettino i preventivi.

Questo porta alla questione pratica: come miglioriamo la conversione del preventivo? Ecco alcuni spunti pratici:

1. Fornire ai pazienti esempi visivi o analogie per aiutarli a capire il valore del trattamento. Ad esempio, mostrare foto del "prima e dopo" di pazienti precedenti o utilizzare

modelli dentali per spiegare la procedura.

2. Considerare la possibilità di offrire opzioni di pagamento flessibili o piani di finanziamento. Questo può rendere i trattamenti più accessibili e aumentare la probabilità che i pazienti accettino il preventivo.

3. Assicurarsi che il tuo team sia ben formato e in grado di rispondere a tutte le domande dei pazienti sul trattamento. Un paziente che capisce pienamente ciò che il trattamento comporta e perché è necessario è più propenso ad accettare il preventivo.

Tutto ciò richiede un ruolo attivo e una visione strategica da parte del Clinic Manager. Il tuo obiettivo non è solo quello di convincere i pazienti ad accettare il preventivo, ma anche di assicurarti che comprendano l'importanza di curarsi per prevenire problemi dentali a lungo termine.

Come Clinic Manager, sei il "pescatore" che deve assicurarsi che ogni "rete" lanciata abbia la massima possibilità di catturare un "pesce". Questo può richiedere la formazione del tuo team sulle tecniche di vendita e negoziazione, lavorare con il team odontoiatrico per offrire servizi o trattamenti più attraenti, o migliorare l'esperienza del paziente collaborando con il personale di front office. Ogni preventivo è un'opportunità, ed è tuo compito sfruttare al meglio queste opportunità.

Infine, ricorda che la conversione del preventivo non è solo una questione di persuasione, ma anche di empatia e di ascolto attivo. Comprendere i bisogni e i desideri del paziente, dimostrare empatia autentica e comunicare in modo efficace sono tutti elementi chiave per migliorare la conversione del preventivo. L'educazione del paziente, il storytelling e la dimostrazione dell'empatia sono strumenti essenziali che possono essere utilizzati per raggiungere questo obiettivo.

Il tasso di conversione del preventivo è un KPI essenziale per la tua clinica. Se riesci a migliorarlo, vedrai non solo più "pesci" nella tua "rete", ma anche un aumento del fatturato e della soddisfazione del paziente. E in fondo, non è questo il vero obiettivo di un Clinic Manager di successo?

CAPITOLO 4: CALCOLARE L'INCASSO PER SEDUTA O TICKET MEDIO

4.1 Cos'è l'Incasso per seduta o Ticket Medio e come si calcola

L'Incasso per seduta (o Ticket Medio) è un indicatore fondamentale per valutare l'efficienza economica delle sedute presso una clinica dentale. Ma cosa intendiamo precisamente quando parliamo di "Incasso per seduta" o "Ticket Medio"? Si tratta di una misura che rappresenta la media del fatturato generato da ogni seduta nel corso di un determinato periodo di tempo. Per meglio chiarire, l'Ticket Medio si ottiene dividendo il totale delle entrate generate da ciascuna seduta per il numero totale di sedute.

La formula per calcolare l'Incasso per seduta (o Ticket Medio) è la seguente:

Incasso per Seduta o Ticket Medio = Fatturato totale / Numero totale di sedute

Questo KPI, o indicatore chiave di prestazione, rivela molto sulla produttività e l'efficienza della tua clinica. Per esempio, se una clinica ha generato un fatturato di €100.000 in un mese, e in quel mese sono state effettuate 400 sedute, l'Incasso per seduta o Ticket Medio sarà di €250.

Tuttavia, l'Incasso per seduta (Ticket Medio) non è solo una semplice operazione matematica: è un termometro potente che misura l'efficienza della tua clinica e la qualità delle tue prestazioni. Un Ticket Medio elevato indica che stai massimizzando il valore di ogni appuntamento e fornendo servizi di alta qualità. D'altro canto, un Ticket Medio più basso potrebbe segnalare l'opportunità di ottimizzare le procedure odontoiatriche o di rivedere la tua strategia di prezzi.

4.2   Esempi E Scenari Pratici Di Calcolo Dell'ticket Medio

Per comprendere appieno il calcolo dell'Ticket Medio e il suo impatto pratico, esaminiamo alcuni esempi.

Immagina una clinica che, nel corso di un dato periodo, ha generato 500.000 euro di entrate da 2000 sedute. Per calcolare l'Ticket Medio, dividiamo 500.000 per 2000, ottenendo così un Ticket Medio di 250 euro. In termini pratici, questo significa che, in media, ogni seduta ha portato 250 euro di entrate alla clinica.

Esaminiamo un altro scenario. Supponiamo che una clinica abbia effettuato 450 sedute nel corso di un mese, registrando un fatturato di €120.000. In questo caso, l'Incasso per seduta (Ticket Medio) sarà di €266,67 (€120.000 / 450). Questo implica che, in media, ogni seduta ha generato €266,67 di fatturato per la clinica.

Per andare oltre, prendiamo l'esempio di una clinica che, nel corso di un trimestre, ha effettuato 1.350 sedute e ha registrato un fatturato di €360.000. Calcolando l'Incasso per seduta (Ticket Medio), otteniamo nuovamente €266,67 (€360.000 / 1.350).

Questo dimostra una consistenza del rendimento delle sedute nel tempo, poiché l'Incasso per seduta (o Ticket Medio) è lo stesso dell'esempio precedente.

E se la terminologia ti sembra ancora un po' astratta, prova a pensare a questo: immagina di avere un mazzo di carte, in cui ogni carta rappresenta una seduta clinica e il mazzo intero rappresenta il tuo fatturato totale. Se dividi il valore del mazzo per il numero di carte, otterrai il valore medio di ogni carta, o in questo caso, l'incasso medio per seduta. Ad esempio, se il tuo fatturato totale è di 100.000 euro e hai svolto 500 sedute, il tuo Ticket Medio è di 200 euro.

Questo KPI, per quanto possa sembrare semplice, offre uno spunto di riflessione fondamentale per un clinic manager. Come può essere utilizzato per migliorare la performance commerciale della clinica? Ecco dove entrano in gioco le capacità commerciali e le tecniche di comunicazione.

4.3   Utilizzare L'incasso Per Seduta (Ticket Medio) Per Migliorare L'efficienza Della Clinica

Ti sei mai chiesto perché l'Incasso per seduta o Ticket Medio sia così importante? Questo è uno strumento molto utile per valutare l'efficienza economica della tua clinica. Ci dà una misura del valore che ogni seduta porta alla clinica e ci indica il livello di rendimento economico che stiamo ottenendo per ogni seduta.

Un Ticket Medio elevato è un segnale positivo. Significa che stiamo offrendo servizi di alto valore e che stiamo gestendo il nostro tempo in modo efficace. D'altra parte, un Ticket Medio basso può indicare problemi di efficienza. Forse i nostri prezzi sono troppo bassi, o il mix di servizi che offriamo non è ottimale, o magari le nostre sedute durano troppo. In questo caso, potrebbe essere opportuno rivedere i prezzi, migliorare la qualità dei servizi, ottimizzare il mix di trattamenti, o adottare strategie per ridurre la durata delle sedute.

Ecco alcuni spunti pratici che possono aiutarti a migliorare il tuo Ticket Medio:

> 1. Focalizza sulle necessità del paziente. La comprensione delle esigenze del paziente

è fondamentale per offrire servizi personalizzati di alta qualità. Durante la seduta, cerca di capire a fondo le preoccupazioni e gli obiettivi del paziente. Questo non solo ti permette di fornire un servizio migliore, ma aumenta anche la possibilità che il paziente si fidi di te e accetti trattamenti più costosi.

2. Comunica in modo efficace il valore dei trattamenti. Un'ottima comunicazione può fare molto per migliorare l'Incasso per seduta (Ticket Medio). Sfrutta le tue competenze persuasive per far comprendere al paziente l'importanza dei trattamenti proposti e come questi possono migliorare la sua salute orale a lungo termine.

3. Offri una varietà di servizi. Un modo efficace per aumentare l'Incasso per seduta (Ticket Medio) è ampliare la gamma di servizi offerti. Questo non solo può attrarre un maggior numero di pazienti, ma ti dà anche la possibilità di offrire più servizi in una sola seduta. Ad esempio, considera l'idea di aggiungere servizi cosmetici alla tua offerta.

Ricorda, l'Incasso per seduta (o Ticket Medio) è un potente strumento che può rivelare molto sulla salute della tua clinica. Se utilizzi saggiamente questa "bussola", potrai navigare con successo attraverso le acque dell'efficienza e della produttività, raggiungendo la destinazione desiderata: una clinica sana, efficiente e prospera.

CAPITOLO 5: GESTIONE DEI NUOVI PAZIENTI

5.1 L'importanza dei nuovi pazienti per la crescita della clinica

Il fulcro della crescita di qualsiasi clinica dentale risiede nei nuovi pazienti. Ma perché sono così fondamentali? I nuovi pazienti rappresentano non solo un'opportunità per un incremento immediato del fatturato, ma costituiscono anche un potenziale per futuri ricavi. Quando un nuovo paziente viene accolto adeguatamente e trattato con cura, esiste una grande possibilità di fidelizzarlo e trasformarlo in un paziente di lungo termine. Ciò porta nuovo business e contribuisce a diffondere il nome della clinica.

Tuttavia, l'importanza dei nuovi pazienti non si limita all'aspetto puramente economico. Essi svolgono anche un ruolo significativo nel riflettere la reputazione della clinica e la sua capacità di attrarre nuovi clienti.

Un flusso costante di nuovi pazienti è un indicatore positivo che suggerisce come la clinica sia ben percepita nel suo mercato. Questo può essere considerato un termometro delle strategie di marketing e acquisizione clienti: se stanno funzionando, la clinica dovrebbe vedere un costante arrivo di nuovi pazienti.

In sintesi, i nuovi pazienti sono il motore che alimenta la crescita della clinica. Non solo forniscono un impulso economico immediato, ma se gestiti correttamente, possono diventare pazienti fedeli che continuano a tornare, riferendo ulteriormente la clinica ad altri potenziali pazienti.

5.2 Monitoraggio Del Numero Di Nuovi Pazienti: Strategie E Tecniche

Uno degli aspetti cruciali della gestione di una clinica è monitorare il numero di nuovi pazienti. Questo ti permette di comprendere la dinamica della crescita della tua clinica, valutare l'efficacia delle tue strategie di acquisizione e fare piani per il futuro.

Ma come possiamo fare un monitoraggio efficace? Ci sono diverse tecniche che un clinic manager può adottare.

Innanzitutto, puoi tenere un registro dei nuovi pazienti che si registrano alla clinica. Questo può essere fatto manualmente, ma un modo più efficiente potrebbe essere utilizzare un software di gestione della clinica. Questi programmi possono automaticamente tenere traccia di quanti nuovi pazienti si registrano ogni mese, semplificando enormemente il processo.

Oltre a tenere traccia del numero di nuovi pazienti, è anche importante capire da dove provengono. Ad esempio, puoi chiedere ai nuovi pazienti come hanno sentito parlare della tua clinica. Questo ti darà un'idea di quali sono le tue fonti più efficaci di nuovi pazienti.

Ma il monitoraggio non si limita al conteggio dei nuovi pazienti. È possibile - e consigliabile - analizzare ulteriori metriche per ottenere un quadro più completo. Ad esempio, potresti considerare la fonte di acquisizione dei nuovi pazienti (come referenze, pubblicità online, o walk-ins), il tasso di conversione (cioè, quanti nuovi pazienti diventano pazienti di lungo termine), e il fatturato generato dai nuovi pazienti. Queste informazioni possono aiutarti a capire meglio quali strategie funzionano meglio e dove potrebbe essere necessario fare delle modifiche.

In conclusione, monitorare il numero di nuovi pazienti e analizzare queste metriche è un processo cruciale per la gestione e la crescita della tua clinica.

5.3 Fidelizzare I Nuovi Pazienti: Best Practice

Dopo aver capito l'importanza dei nuovi pazienti e come monitorarne il numero, la prossima sfida è fidelizzare questi pazienti. Come possiamo assicurarci che i nuovi pazienti diventino pazienti a lungo termine?

La gestione dei nuovi pazienti è un aspetto cruciale del ruolo di un clinic manager e ci sono diverse strategie per attuare una fidelizzazione efficace. Una delle chiavi per ottenere la fedeltà dei nuovi pazienti è offrire un'esperienza eccellente fin dal primo appuntamento. Questo non significa solo fornire un trattamento di alta qualità, ma anche un servizio impeccabile. Un'accoglienza calorosa, una visita tempestiva e un'attenzione personalizzata fanno sì che il paziente si senta valorizzato e curato.

Quando i pazienti sono soddisfatti dell'esperienza complessiva, sono più propensi a tornare e a raccomandare la clinica ad amici e familiari.

Un'altra strategia efficace per fidelizzare i nuovi pazienti consiste nell'offrire programmi di fidelizzazione o sconti per i trattamenti futuri. Questi possono incentivare i pazienti a tornare per ulteriori trattamenti, creando un flusso costante di ricavi nel tempo. Anche i programmi di referral, che premiano i pazienti che portano nuovi clienti alla clinica, possono rivelarsi molto utili.

Inoltre, la comunicazione regolare è un elemento fondamentale per mantenere la connessione con i nuovi pazienti. Questa può comprendere promemoria per gli appuntamenti, aggiornamenti sulle novità della clinica o semplicemente messaggi di ringraziamento per aver scelto la tua clinica. Il contatto non deve terminare alla porta della clinica; ad esempio, mantenere un dialogo costante attraverso email o social media può rafforzare la relazione con i pazienti.

Concludendo, il successo di una clinica dentale dipende in larga misura dalla capacità di attrarre e fidelizzare nuovi pazienti. Attraverso l'implementazione di strategie efficaci di monitoraggio e fidelizzazione, è possibile garantire che la tua clinica continui a crescere e a prosperare. Ricorda, un paziente fedele non solo garantisce un flusso costante di entrate, ma può anche diventare un ambasciatore della clinica, diffondendo la buona reputazione tra amici e familiari.

CAPITOLO 6: IL TASSO DI RITENZIONE DEI PAZIENTI

6.1 Ritenzione dei pazienti: definizione e calcolo

Nel settore odontoiatrico, uno degli indicatori più critici è il tasso di ritenzione dei pazienti. Questo indicatore riflette il numero di pazienti che ritornano alla tua clinica dopo la loro prima visita. Essendo un segno di quanto i pazienti siano soddisfatti del servizio e dei trattamenti ricevuti, rappresenta anche un indicatore di quanto siano propensi a continuare a utilizzare i tuoi servizi in futuro.

Il calcolo del tasso di ritenzione dei pazienti non è complesso. Si tratta di dividere il numero di pazienti che sono tornati alla tua clinica in un determinato periodo di tempo per il numero totale di pazienti che hai avuto nello stesso periodo. Questo risultato va poi moltiplicato per 100 per ottenere il tasso di ritenzione in percentuale.

Ecco la formula per calcolare il tasso di ritenzione dei pazienti:

Tasso di Ritenzione dei Pazienti (%) = (Numero di pazienti che sono tornati alla tua clinica / Numero totale di pazienti nello stesso periodo) * 100

Questa formula ti dà il tasso di ritenzione dei pazienti in percentuale, indicando la proporzione di pazienti che sono tornati alla tua clinica rispetto al totale dei pazienti.

In pratica, se in un certo periodo di tempo, ad esempio un anno, hai avuto 100 pazienti e 70 di questi sono tornati per almeno un altro appuntamento, il tuo tasso di ritenzione è del 70%.

Un tasso di ritenzione alto è segno di successo. Indica che molti dei tuoi pazienti sono soddisfatti dei servizi della tua clinica e scelgono di ritornare per ulteriori visite o trattamenti. Al contrario, un tasso di ritenzione basso potrebbe essere un campanello d'allarme. Potrebbe indicare problemi di soddisfazione del paziente che dovrebbero essere indagati e risolti, poiché un calo nel tasso di ritenzione potrebbe riflettersi in una diminuzione del fatturato a lungo termine.

6.2 L'importanza del tasso di ritenzione dei pazienti nella gestione della clinica

Comprendere l'importanza del tasso di ritenzione dei pazienti è fondamentale nella gestione della clinica. Ma perché esattamente dovrebbe importarci? Ci sono molteplici motivi per questo.

Prima di tutto, trattenere i pazienti esistenti è generalmente meno costoso e meno laborioso rispetto all'acquisizione di nuovi pazienti. I pazienti attuali, infatti, hanno già familiarità con la tua clinica e i servizi che offri, e di conseguenza hanno instaurato un rapporto di fiducia con te e il tuo staff.

Inoltre, un alto tasso di ritenzione dei pazienti porta diversi benefici alla tua clinica. I pazienti fedeli, ad esempio, tendono a generare più ricavi nel tempo perché necessitano di trattamenti regolari e sono più propensi a richiedere trattamenti più costosi. Questi pazienti, avendo già avuto esperienze positive con la tua clinica, sono più inclini ad accettare trattamenti più complessi o costosi.

Un altro beneficio derivante da un alto tasso di ritenzione dei pazienti è il miglioramento della reputazione della tua clinica. I pazienti soddisfatti sono più propensi a raccomandare i tuoi servizi ad amici e familiari, il che può contribuire all'acquisizione di nuovi pazienti. Questo, a sua volta, può aumentare il fatturato medio per paziente, che è un altro KPI critico per le cliniche dentali.

Tuttavia, non va trascurato che un basso tasso di ritenzione dei pazienti potrebbe essere un campanello d'allarme, segnalando possibili problemi all'interno della clinica. Questi potrebbero includere la qualità dei trattamenti o del servizio offerto, o anche l'efficacia delle strategie attuate per la fidelizzazione dei pazienti. Quindi, monitorare e mantenere un alto tasso di ritenzione dei pazienti dovrebbe essere una priorità per ogni clinica.

6.3 Strategie Per Migliorare La Ritenzione Dei Pazienti

Hai capito l'importanza della ritenzione dei pazienti, ma come si può lavorare per migliorare questo KPI? Esistono diverse strategie che un clinic manager può attuare per incrementare il tasso di ritenzione dei pazienti.

Innanzitutto, è fondamentale assicurarsi che la tua clinica offra trattamenti di alta qualità e un servizio eccellente. Questo coinvolge diversi aspetti, tra cui un ambiente pulito e confortevole, l'impiego di attrezzature moderne e tecniche all'avanguardia, e un'attenta formazione continua del personale. Un'altra parte importante è l'attenzione alle esigenze e alle aspettative dei pazienti: ascoltarli, capirli e rispondere in modo adeguato può fare una grande differenza.

La comunicazione con i pazienti è un altro elemento chiave per la ritenzione. È importante tenere i pazienti ben informati su potenziali trattamenti, costi e opzioni di pagamento. Anche il semplice gesto di confermare e ricordare gli appuntamenti può aiutare a mantenere i pazienti impegnati e a ridurre il numero di appuntamenti mancati.

In parallelo a queste strategie, potresti considerare l'offerta di incentivi, come sconti per pazienti di lungo termine o programmi di referenza. Queste iniziative, oltre a incentivare i pazienti a ritornare alla tua clinica, possono anche attrarre nuovi pazienti. Gli eventi speciali per i pazienti, ad esempio, possono creare un senso di comunità e appartenenza che può rafforzare il legame dei pazienti con la tua clinica.

Inoltre, costruire una relazione personale con ciascun paziente può fare una grande differenza. Questo può includere l'invio di comunicazioni personalizzate, come promemoria per le visite o messaggi di auguri per le feste, e rispondere in modo tempestivo e rispettoso a qualsiasi domanda o problema possa emergere. Questo aiuta a mantenere la clinica nella mente dei pazienti e a rafforzare la loro fedeltà.

CAPITOLO 7: RIDURRE IL TEMPO MEDIO DI ATTESA

7.1 Tempo di attesa: definizione e impatto sull'esperienza del paziente

Il tempo di attesa è un indicatore fondamentale per valutare l'efficienza operativa di una clinica dentale. In termini pratici, si riferisce al lasso di tempo che intercorre dal momento in cui un paziente arriva alla clinica per un appuntamento, fino a quando viene effettivamente visto dal dentista. La gestione di questo intervallo di tempo può avere un impatto significativo sull'esperienza complessiva del paziente.

È importante notare che un lungo periodo di attesa può generare frustrazione e insoddisfazione tra i pazienti. Questi sentimenti negativi possono influire sul tasso di ritenzione dei pazienti e, di conseguenza, sulla reputazione della clinica.

D'altro canto, lavorare per ridurre il tempo di attesa può avere l'effetto opposto: può migliorare la soddisfazione del paziente, contribuendo a un'esperienza più positiva. Questo può portare a un incremento del tasso di ritenzione dei pazienti, un obiettivo chiave per qualsiasi clinica.

7.2 Calcolo E Interpretazione Del Tempo Medio Di Attesa

Il tempo medio di attesa si calcola sommando i tempi di attesa di tutti i pazienti in un determinato periodo e dividendo poi questo totale per il numero di pazienti. In sostanza, rappresenta la durata media che un paziente trascorre in sala d'attesa prima di essere visto dal dentista.

Ecco la formula per calcolare il tempo medio di attesa:

Tempo Medio di Attesa = (Somma dei tempi di attesa di tutti i pazienti) / (Numero totale dei pazienti)

Questo valore fornisce un'indicazione del tempo che un paziente medio trascorre in sala d'attesa prima di essere visto dal dentista.

Interpretare il tempo medio di attesa è un'operazione fondamentale per comprendere l'efficienza operativa della clinica. Un tempo di attesa prolungato può indicare vari problemi, come difficoltà nella gestione degli appuntamenti o inefficienze nei flussi di lavoro. Invece, un tempo medio di attesa ridotto suggerisce che la clinica è in grado di gestire efficacemente il flusso dei pazienti, evidenziando un alto livello di efficienza operativa.

7.3 Riduzione del Tempo Medio di Attesa: strategie efficaci

Ridurre il tempo medio di attesa è un obiettivo fondamentale per qualsiasi clinica dentale che mira a migliorare l'esperienza del paziente e l'efficienza operativa. Diverse strategie possono essere implementate per raggiungere questo scopo.

Iniziamo con l'ottimizzazione della gestione degli appuntamenti. Questa può includere l'aggiustamento dei tempi degli appuntamenti per tenere conto di procedure più lunghe o complesse e l'inserimento di intervalli buffer tra gli appuntamenti per gestire eventuali ritardi. Un software di gestione degli appuntamenti può essere utilizzato per monitorare e analizzare i tempi di attesa, fornendo un quadro dettagliato su come migliorare.

Parallelamente, l'ottimizzazione dei flussi di lavoro interni alla clinica può portare a notevoli benefici. Questa può includere l'assegnazione di compiti amministrativi al personale non clinico, permettendo al dentista di concentrarsi sulle attività cliniche. La standardizzazione delle procedure per ridurre i tempi di configurazione e pulizia può contribuire a rendere il flusso di lavoro più efficiente. Inoltre, la formazione del personale può portare a una maggiore efficienza in tutte le operazioni.

Un ulteriore aspetto chiave è la comunicazione efficace. Informare i pazienti in anticipo su potenziali ritardi, fornire loro aggiornamenti durante l'attesa, e chiedere feedback sulla loro esperienza possono contribuire a migliorare la percezione del tempo di attesa.

In conclusione, un clinic manager attento e proattivo può migliorare significativamente il tempo medio di attesa attraverso l'analisi attenta di questo indicatore e l'implementazione di strategie efficaci. Questo miglioramento non solo accrescerà l'efficienza operativa della clinica, ma soprattutto arricchirà l'esperienza complessiva dei pazienti.

CAPITOLO 8: ANALISI DEI PROCESSI AZIENDALI NELLA CLINICA DENTALE

8.1 Panoramica Dei Processi Aziendali In Una Clinica Odontoiatrica

Il successo e l'efficienza di una clinica dentale poggiano su una serie di processi aziendali strettamente interconnessi. Questi processi, che comprendono attività quali la programmazione degli appuntamenti e la gestione delle fatture, svolgono un ruolo cruciale nel garantire un'esperienza positiva per i pazienti e nel mantenere la stabilità finanziaria della clinica.

Per esaminare più da vicino, tra i processi più comuni si possono elencare: la gestione degli appuntamenti, l'assistenza al paziente, la documentazione e la registrazione, la fatturazione e la gestione delle reclamazioni, e le operazioni di marketing e di crescita del business. Ciascuno di questi processi ha un impatto diretto e significativo sull'efficienza operativa della clinica, sulla soddisfazione dei pazienti e, in ultima analisi, sul risultato finanziario complessivo.

Quindi, una gestione attenta e oculata di questi processi è fondamentale per assicurare il successo di una clinica dentale.

8.2 Kpi Per L'analisi Dei Processi: Definizioni E Formule

Nell'analisi dei processi aziendali di una clinica dentale, un metodo strutturato permette di esaminare e migliorare i processi esistenti. Questa metodologia si avvale di Key Performance Indicators (KPI), strumenti indispensabili per misurare l'efficacia e l'efficienza di ciascun processo.

Tra i KPI più comunemente impiegati nell'analisi dei processi vi sono il Tempo Medio di Attesa, il Tasso di No-Show, il Tasso di Conversione del Preventivo, e il Ticket Medio per Paziente. Questi indicatori forniscono informazioni utili su come funziona un determinato processo e dove potrebbero essere spazi di miglioramento.

Il calcolo di questi KPI richiede la raccolta e l'analisi di dati specifici. Ad esempio, il Tempo Medio di Attesa si calcola registrando il tempo trascorso da ciascun paziente in sala d'attesa e poi dividendo il totale per il numero di pazienti. Il Tasso di No-Show si calcola dividendo il numero di pazienti che non si presentano per un appuntamento per il numero totale di appuntamenti programmati.

Un ulteriore indicatore da prendere in considerazione è il calcolo del "Rolling" (o "Pesato") Giornaliero. Questo è particolarmente utile quando si vuole stabilire un obiettivo di reddito medio per paziente. Il "Pesato" Giornaliero si calcola dividendo il target di fatturato mensile per il numero totale di pazienti effettivi in un mese. Ad esempio, considerando un mese lavorativo di 22 giorni con 7 pazienti effettivi al giorno, avremmo 154 pazienti al mese. Se il target mensile fosse di 70.000€, il "Pesato" Giornaliero sarebbe quindi di circa 454€ (70.000€ / 154). Questo significa che ogni paziente dovrebbe idealmente portare in clinica un fatturato medio di 454€ per raggiungere l'obiettivo mensile.

Finora, abbiamo introdotto le seguenti formule:

1. Tempo Medio di Attesa = Somma dei tempi di attesa / Numero di pazienti

2. Tasso di Ritenzione dei Pazienti = (Numero di pazienti che sono tornati / Numero totale di pazienti) x 100

3. Ticket Medio o Incasso per seduta = Fatturato totale / Numero totale di sedute

4. Tasso di Conversione dei Preventivi = (Numero di preventivi convertiti in trattamenti / Numero totale di preventivi forniti) * 100%

5. Tasso di No-Show = (Numero di pazienti che non si presentano / Numero totale di appuntamenti) x 100

6. "Pesato" Giornaliero = Target di fatturato mensile / Numero totale di pazienti al mese

Questi indicatori, presi insieme, possono dare una visione completa della salute operativa e finanziaria della clinica.

8.3 Ottimizzare I Processi Aziendali Attraverso L'analisi Dei Kpi

Una volta che i KPI sono stati calcolati e analizzati, un clinic manager può iniziare a implementare cambiamenti volti a ottimizzare i processi aziendali. Questo può includere una varietà di strategie, a seconda del KPI e del processo specifico in questione.

Ad esempio, se il tempo medio di attesa è lungo, il clinic manager potrebbe cercare di ottimizzare il processo di programmazione degli appuntamenti per ridurre il sovraccarico. Se il tasso di no-show è alto, il manager potrebbe implementare un sistema di promemoria per gli appuntamenti per aiutare a ridurre il numero di pazienti che non si presentano.

Ricordate, l'obiettivo dell'analisi dei processi aziendali non è solo identificare i problemi, ma anche trovare soluzioni pratiche e realizzabili che possano portare a miglioramenti concreti e duraturi nel funzionamento della clinica. E' un processo continuo di apprendimento, miglioramento e adattamento che può aiutare una clinica a prosperare in un ambiente sanitario in continua evoluzione.

CAPITOLO 9: FORMULE KPI MAGGIORMENTE UTILIZZATE

9.1 Introduzione alle note catene di rilievo nazionale leader nel settore odontoiatrico

Le catene di cliniche dentali sono diventate un fenomeno comune nel panorama odontoiatrico. Queste organizzazioni, molte delle quali sono diventate leader di rilievo a livello nazionale, hanno sviluppato metodologie avanzate e sistematiche per il monitoraggio delle performance delle loro cliniche.

Esempi di queste catene possono variare in base alla regione, ma possono includere grandi gruppi come come DentalPro, Centri Dentistici Primo, Dentalcoop e DentalPiù, etc. Queste organizzazioni gestiscono spesso decine, se non centinaia, di cliniche sparse in tutto il paese e servono un gran numero di pazienti.

Gestire queste organizzazioni richiede una comprensione approfondita delle metriche di performance, e e l'utilizzo efficace dei Key Performance Indicators (KPI). In questo contesto, molte di queste organizzazioni hanno sviluppato e perfezionato sistemi di analisi delle performance che sono diventati standard di riferimento nel settore.

9.2 Analisi Dettagliata Delle Formule Kpi Utilizzati Dai Noti Brand

Le catene odontoiatriche di grande dimensione sono strutture complesse che richiedono un efficace sistema di gestione e monitoraggio delle performance. A ogni livello dell'organigramma, i KPI svolgono un ruolo fondamentale nel guidare le decisioni strategiche e operative.

Alla sommità dell'organigramma troviamo il Chief Commercial Officer (CCO), responsabile della strategia commerciale dell'intera catena. Il CCO si avvale di KPI come il fatturato medio per paziente e il tasso di ritenzione dei pazienti per monitorare la redditività e la crescita dell'intera catena. Questi indicatori gli permettono di avere un'immagine chiara della situazione finanziaria e di individuare aree di miglioramento o di potenziale espansione.

Nei livelli intermedi dell'organigramma, i District e Area Manager hanno la responsabilità di sovrintendere alle operazioni di più cliniche in una determinata area geografica. Essi utilizzano KPI come il tempo medio di attesa e il tasso di no-show per migliorare l'efficienza delle cliniche e garantire un servizio di alta qualità ai pazienti. Il loro obiettivo è ottimizzare i processi, ridurre i tempi morti e assicurare che ogni paziente riceva un'assistenza tempestiva e di qualità.

Infine, i Clinic Manager, che gestiscono le singole cliniche, si affidano ai KPI per monitorare la performance quotidiana e identificare rapidamente eventuali problemi. KPI come il numero di appuntamenti al giorno o il tasso di riempimento delle sedute possono aiutare i Clinic Manager a gestire efficacemente la programmazione degli appuntamenti e a garantire un flusso di lavoro costante.

In definitiva, l'uso intelligente e sistematico dei KPI da parte di tutte le figure manageriali è fondamentale per il raggiungimento degli obiettivi prefissati, garantendo il successo dell'intera catena. Questo consente un monitoraggio continuo e un miglioramento costante dei processi, elementi chiave per prosperare in un settore in costante evoluzione come quello odontoiatrico.

9.3 Come Applicare Le Formule Kpi Delle Note Catene Alla Tua Clinica

Prendere spunto dalle migliori pratiche delle catene odontoiatriche leader può essere un ottimo punto di partenza per migliorare le performance della tua clinica. Ecco come potresti iniziare ad applicare le loro formule KPI.

Prima di tutto, è importante capire quali KPI siano più rilevanti per la tua clinica. Se, ad esempio, stai cercando di aumentare la tua base di clienti, potrebbe essere utile monitorare il tasso di ritenzione dei pazienti e il numero di nuovi pazienti acquisiti ogni mese. Se invece il tuo obiettivo è migliorare l'efficienza operativa, potresti voler concentrarti su KPI come il tempo medio di attesa o il numero di appuntamenti per giorno.

Una volta scelti i KPI più rilevanti, dovresti poi stabilire un sistema per monitorarli in modo costante. Questo potrebbe comportare l'uso di software specifico o la creazione di un dashboard KPI che ti permetta di avere un quadro aggiornato della performance della tua clinica.

È importante ricordare che i KPI sono strumenti di supporto alla decisione, non fine a se stessi. Per ogni KPI che decidi di monitorare, dovresti quindi avere un'idea chiara di come i risultati influenzeranno le tue decisioni. Ad esempio, se il tuo tasso di ritenzione dei pazienti è basso, potresti decidere di implementare un programma di fidelizzazione o di migliorare la qualità del servizio offerto.

Infine, una volta implementato il sistema di monitoraggio dei KPI, dovresti dedicare del tempo alla sua revisione e al suo aggiornamento. Le esigenze della tua clinica possono cambiare nel tempo e i KPI che scegli di monitorare dovrebbero riflettere queste variazioni.

In conclusione, l'adozione delle formule KPI utilizzate dalle note catene può aiutarti a migliorare la gestione della tua clinica, rendendo i tuoi processi più efficienti e aiutandoti a raggiungere i tuoi obiettivi. Ricorda però che ogni clinica è unica e ciò che funziona per un'organizzazione potrebbe non essere necessariamente la soluzione migliore per te. Usa i KPI come uno strumento, non come una formula magica, e personalizza il loro uso in base alle esigenze specifiche della tua clinica.

CAPITOLO 10: CONCLUSIONI E APPLICAZIONI PRATICHE DEI KPI NELLA GESTIONE DELLA CLINICA DENTALE

10.1 Riassunto dei concetti chiave e dei KPI discussi nel libro

Abbiamo affrontato un viaggio lungo e ricco, esaminando l'importanza fondamentale dei KPI nel mondo odontoiatrico. Alla base di tutto c'è un concetto chiave: i KPI sono strumenti indispensabili per monitorare, gestire e migliorare le prestazioni di una clinica dentale. Sono le bussole che guidano le decisioni manageriali, aiutando a concentrare le risorse là dove possono fare la differenza.

I KPI che abbiamo esaminato nel corso del libro spaziano su diversi aspetti della gestione clinica:

1. KPI Operativi: come il numero di appuntamenti al giorno, il tempo medio di attesa, l'efficienza dell'agenda e la produttività del personale. Questi KPI aiutano a monitorare l'efficienza operativa e la qualità del servizio.

2. KPI Finanziari: come il fatturato medio per paziente, il tasso di conversione di nuovi pazienti e il margine di profitto. Questi KPI forniscono una panoramica della salute finanziaria della clinica.

3. KPI di Soddisfazione del Cliente: come il tasso di ritenzione dei pazienti, il Net Promoter Score (NPS) e il livello di soddisfazione del paziente. Questi KPI aiutano a capire come viene percepita la clinica dai pazienti e dove ci sono opportunità di miglioramento.

4. KPI di Crescita: come il numero di nuovi pazienti, il tasso di crescita del fatturato e la quota di mercato. Questi KPI aiutano a capire se la clinica è in fase di espansione e dove si posiziona rispetto alla concorrenza.

Tuttavia, l'uso dei KPI non si limita alla mera

misurazione delle prestazioni. Essi dovrebbero essere utilizzati come strumenti per l'azione, per guidare le decisioni strategiche e operative. Per ogni KPI, è importante definire obiettivi chiari, monitorare i progressi rispetto a questi obiettivi e adattare la strategia di conseguenza.

Inoltre, abbiamo discusso l'importanza di integrare i KPI in tutti i livelli dell'organizzazione, dal Chief Commercial Officer ai District Manager, agli Area Manager e ai Clinic Manager. Ogni figura ha un ruolo chiave nell'interpretazione e nell'uso dei KPI per raggiungere gli obiettivi prefissati.

Ricordiamo infine che, pur prendendo spunto dalle best practices delle grandi catene odontoiatriche, ogni clinica è unica e deve personalizzare l'uso dei KPI in base alle sue esigenze specifiche.

Nel prossimo punto, vedremo come mettere in pratica tutti questi concetti, con suggerimenti pratici per l'applicazione dei KPI nella gestione della tua clinica dentale.

10.2 Applicare I Kpi Nella Pratica: Consigli E Strategie

L'adozione dei KPI nella tua clinica dentale potrebbe sembrare un compito arduo, ma non dev'essere necessariamente così. Ecco alcuni consigli e strategie per rendere il processo più gestibile e produttivo.

Scegliere i KPI giusti: Non tutti i KPI sono ugualmente rilevanti per ogni clinica. Seleziona quelli che riflettono meglio i tuoi obiettivi strategici. Ad esempio, se il tuo obiettivo principale è aumentare la soddisfazione del paziente, dovresti concentrarti su KPI come il tempo medio di attesa, il NPS e il tasso di ritenzione dei pazienti.

Mettere in atto un sistema di monitoraggio efficace: Una volta selezionati i KPI, è necessario creare un sistema per monitorarli regolarmente. Può essere utile adottare un software di gestione della clinica che ti permetta di tracciare automaticamente i KPI e produrre report dettagliati.

Involgere tutto il team: Tutti i membri del team dovrebbero essere coinvolti nel processo. Ciò significa che ogni persona, indipendentemente dal suo ruolo, dovrebbe capire quali sono i KPI, perché sono importanti e come il suo lavoro contribuisce al raggiungimento degli obiettivi.

Usare i KPI per prendere decisioni: I KPI non dovrebbero essere solo numeri su un foglio di carta. Devono guidare le decisioni operative e strategiche. Se un KPI sta mostrando un trend negativo, è necessario analizzare il motivo e mettere in atto misure correttive.

Rivedere periodicamente i KPI: Le esigenze della tua clinica possono cambiare nel tempo, quindi è importante rivedere periodicamente i tuoi KPI per assicurarti che siano ancora pertinenti e utili.

Fare formazione continua: L'uso efficace dei KPI richiede una buona dose di competenze e conoscenze. È importante investire nella formazione continua del tuo team per sviluppare queste competenze.

Ricorda, l'obiettivo non è avere il maggior numero possibile di KPI, ma avere i KPI giusti e usarli in modo efficace. Quando implementati correttamente, i KPI possono portare a notevoli miglioramenti nella gestione e nel successo della tua clinica dentale.

10.3 Prospettive Future Per La Gestione Dei Kpi Nella Clinica Odontoiatrica

Guardando al futuro, il ruolo dei KPI nella gestione della clinica odontoiatrica sarà ancora più rilevante. In un settore in continua evoluzione, con tecnologie emergenti e aspettative dei pazienti in crescita, la capacità di monitorare e analizzare le performance diventerà un aspetto cruciale del successo.

Tecnologia e KPI: L'avanzamento della tecnologia offrirà nuove opportunità per il monitoraggio dei KPI. Ad esempio, l'uso della Intelligenza Artificiale (IA) e del Machine Learning potrebbe rendere possibile l'analisi in tempo reale di un gran numero di dati, aiutando le cliniche a individuare rapidamente tendenze e modelli. Questo permetterà di intervenire in maniera proattiva per ottimizzare la gestione della clinica.

KPI e assistenza personalizzata: I pazienti si aspettano un'assistenza sempre più personalizzata. In questo contesto, i KPI potrebbero diventare uno strumento per comprendere meglio le esigenze e le preferenze di ciascun paziente, permettendo alle cliniche di offrire un servizio su misura.

KPI e sostenibilità: La sostenibilità è diventata un tema chiave in tutti i settori, incluso quello odontoiatrico. In futuro, potremmo vedere l'introduzione di KPI legati alla sostenibilità, come l'impronta di carbonio della clinica o il tasso di riciclo dei rifiuti.

Integrazione dei KPI: Attualmente, molti KPI vengono monitorati in modo isolato. In futuro, ci potrebbe essere una maggiore integrazione tra i vari KPI, permettendo una visione più olistica della performance della clinica.

In conclusione, il mondo della odontoiatria si trova di fronte a un'epoca di cambiamenti rapidi e stimolanti. Per navigare con successo in questo scenario, l'adozione e l'applicazione efficace dei KPI sarà un elemento chiave. Come clinico, gestore o proprietario di clinica, è essenziale sviluppare la capacità di utilizzare i KPI per guidare la tua clinica verso il futuro con fiducia e successo.

Approfondimenti

Iscriviti al nostro corso **"I KPIs del Clinic Manager nella Clinica Odontoiatrica"**.

Il corso nasce con l'obiettivo di fornire un orientamento pratico e accessibile su come utilizzare efficacemente i Key Performance Indicators (KPI) nella gestione quotidiana della tua clinica..

Per te che hai acquistato il nostro libro ti riserviamo *il* 10% di sconto sulla quota di iscrizione!

Non perdere questa opportunità,
Contattaci:

E-mail: info@healthpublishing.it

www.healthpublishing.it